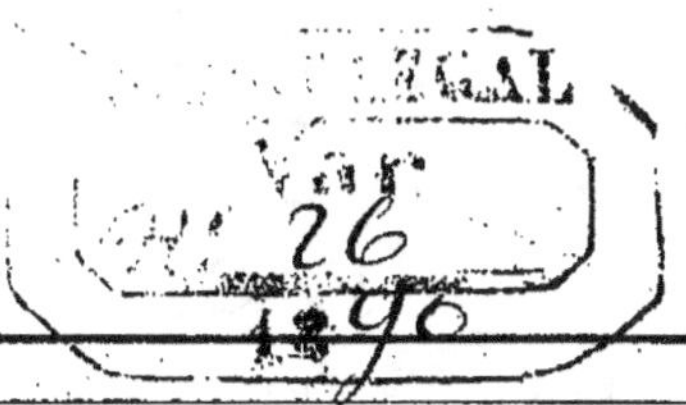

Dʳ V. COUGIT

MEMBRE TITULAIRE DE LA SOCIÉTÉ D'HYGIÈNE DE PARIS

CHEVALIER DE LA LÉGION D'HONNEUR

HYGIÈNE DE LA VARIOLE

VACCINATION ET REVACCINATION

DANGERS DES VACCINATIONS DE BRAS A BRAS

SUBSTITUTION DU VACCIN DE GÉNISSE AU VACCIN HUMAIN

TECHNIQUE DE LA VACCINATION

CRÉATION A TOULON D'UN INSTITUT VACCINOGÈNE

TOULON

IMPRIMERIE DU VAR RÉPUBLICAIN

18, Avenue Colbert, 18

1890

Dr V. COUGIT

MEMBRE TITULAIRE DE LA SOCIÉTÉ D'HYGIÈNE DE PARIS
CHEVALIER DE LA LÉGION D'HONNEUR

HYGIÈNE DE LA VARIOLE

VACCINATION ET REVACCINATION

DANGERS DES VACCINATIONS DE BRAS A BRAS

SUBSTITUTION DU VACCIN DE GÉNISSE AU VACCIN HUMAIN

TECHNIQUE DE LA VACCINATION

CRÉATION A TOULON D'UN INSTITUT VACCINOGÈNE

TOULON
IMPRIMERIE DU VAR RÉPUBLICAIN
18, Avenue Colbert, 18

1890

VACCINATION

ET

REVACCINATION

S'il est un principe généralement admis en médecine, c'est bien celui de la vaccination et des revaccinations successives, pour annihiler à tout jamais l'affreuse et désastreuse maladie appelée la variole, vulgairement connue sous le nom de petite vérole.

Un préjugé contre lequel on ne saurait trop s'élever est que la vaccination, en temps d'épidémie, favorise l'évolution de la variole. Rien n'est plus faux. Les nombreuses vaccinations et revaccinations faites en Allemagne, en Belgique, en Suisse, en France, notamment à Nîmes, à Pantin, à Toulon, au Havre, etc., en pleine épidémie, démontrent péremptoirement les salutaires effets de cette méthode ; la maladie a toujours été jugulée ou, au moins, avantageusement modifiée chez les personnes vaccinées en période d'incubation.

Avec la vaccination rendue obligatoire et les revaccinations successives, la variole, affection si meurtrière et toujours répugnante, disparaîtrait bientôt du cadre des maladies.

Quelques chiffres rendront plus sensible l'heureuse influence de la vaccination sur la production de la variole.

Avant 1870, la vaccin laissait beaucoup à désirer dans l'armée, aussi, pendant la période de la guerre franco-allemande de 70-71, la statistique de la mortalité pour cause de variole, donne le chiffre énorme de 23.400 hommes, presque un corps d'armée. L'armée allemande n'a perdu, dans cette période, que 459 soldats (la vaccination y était déjà obligatoire).

Aujourd'hui, la vaccination est faite avec un grand soin dans notre armée, aussi la mortalité comme variole y est-elle insignifiante depuis quelques années pour ne pas dire nulle.

A Sheffield, il y a 95.000 enfants (de moins de dix ans) qui sont vaccinés ; il y en a 5.000 qui ne l'ont pas été. Ces 95.000 ont fourni 189 cas de variole, avec 2 décès ; les enfants non vaccinés ont fourni 172 cas de variole, avec 70 décès. Si tous les enfants de Sheffield avaient été vaccinés, il y aurait eu 200 cas de variole et un peu plus de 2 décès. Au contraire, si aucun des enfants (au-dessous de 10 ans) n'avait été vacciné, il y aurait eu 3.377 cas de variole, avec 1.330 décès, soit une mortalité 600 fois plus grande. (*Revue d'hygiène*, 1888.)

Modes de vaccination

Deux procédés sont en usage :

1° *Vaccine humaine, de bras à bras ou d'enfant à enfant ;*

2° *Vaccine animale faite avec du vaccin en pulpe de génisse.*

1° INCONVÉNIENTS DE LA VACCINE DE BRAS A BRAS OU D'HOMME A HOMME

(a) Facilité ou simplement possibilité de transmettre au vacciné les maladies du vaccinifère. (Syphilis, tuberculose, affections parasitaires, scrofules, etc.)

(b) Difficulté de trouver les vaccinifères, c'est-à-dire de les rassembler 6, 7 ou 8 jours après la vaccine pour fournir le vaccin nécessaire. Les parents acceptent à la rigueur la vaccination pour raison prophylactique ou de nécessité publique, mais ils hésitent à fournir du vaccin en raison de l'irritation du bouton vaccinal, de la fatigue, de l'ennui et de l'inquiétude qu'éprouvent les enfants ; ils redoutent enfin, ce qui est possible, une intoxication de la part des sujets à vacciner.

(c) Lenteur de l'opération d'après les relevés des expériences du docteur Titéca, de Bruxelles, ayant vacciné plus de 15,000 personnes en un an avec les deux vaccins, on arrive à ces résultats pratiques : que les vaccinations faites avec le vaccin humain exigent trois fois plus de temps que celles faites avec le vaccin pulpeux.

2° AVANTAGES DE LA VACCINATION ANIMALE

(a) Impossibilité de transmettre aucune maladie aux vaccinés, le vaccin animal n'étant délivré qu'après abatage et autopsie de la génisse et s'être ainsi assuré que les organes sont complètement sains.

(b) Facilité, rapidité et diffusion extrême de ce vaccin, grâce aux nombreux instituts vaccinifères créés. C'est ainsi que dans la région du midi 40,000 soldats ont été vaccinés en fort peu de temps, en 1889, avec le produit fourni par M. Pourquier, directeur de l'Institut vaccinal de Montpellier.

(c) Plus de certitude de réussite. Les succès des revaccinations de bras à bras sont à ceux des revaccinations avec le vaccin en pulpe comme de 80 à 98.

Il y a plus : Les revaccinations reprises avec le vaccin animal, pratiquées sur des sujets opérés sans succès avec le vaccin humain, ont donné 32 % d'excellents résultats.

— 4 —

(d) La possibilité d'avoir tous les jours un vaccin frais, exempt de tout danger, rend inutile les fonctions de conservateurs de vaccin et constitue par suite une économie.

Les médecins des régiments, de la flotte et des arsenaux peuvent, de cette manière, revacciner dans une même journée tous les hommes qui arrivent dans les casernes ou les quartiers. Il ne peut donc plus y avoir d'oubli pour cause de départ ou d'armement précipité.

Travaux à consulter sur la matière

1° *Traité de la vaccination animale*, par le docteur Layet, de Toulon, professeur d'hygiène à la Faculté de médecine de Bordeaux ;

2° *Etude de la vaccination animale*, par M. Pourquier, directeur de l'Institut vaccinal de Montpellier. — Application des mesures aseptiques et antiseptiques.

Technique de la vaccination

(M. le Dʳ RICHARD, *Annales d hygiène*, mars 1889.)

« L'enseignement pratique de la vaccine ne fait
» pas partie du programme de nos Facultés et de nos
» écoles ; c'est là une lacune regrettable. » Mais ce
qui est plus à déplorer encore, c'est l'insouciance du
département de la marine à ce sujet. « Le départe-
» ment de la guerre a institué cinq centres vaccino-
» gènes : 1° au Val-de-Grâce, pour les besoins des
» régiments du nord de la France ; 2° au camp de
» Châlons, pour le centre et la région de l'Est ; 3° à
» l'hôpital militaire de Bordeaux, pour le midi et le
» et le sud-ouest ; 4° à Alger, pour l'Algérie ; 5° à
» Philippeville, pour cette province et la Tunisie ;

» tous les jeudis on procède, dans ces établissements.
» à l'inoculation d'une génisse ; 6 ou 7 jours après, les
» élèves sont exercés aux vaccinations, puis ils procè-
» dent à la récolte du vaccin en tubes. Le professeur
» prend ensuite devant les élèves la pulpe et leur montre
» les divers procédés pour préparer la limphe glycéri-
» née, la pulpe, le vaccin sec, etc., etc. »

Bien que le nombre des marins et employés des arsenaux dans nos cinq ports maritimes soit inférieur au personnel de la guerre, on s'explique difficilement l'oubli d'une semblable institution dans nos établissements maritimes, qui sont pourvus cependant jusqu'à ce jour de trois écoles de médecine navale et dans lesquelles on est encore à se servir du vaccin humain et à recourir à des conservateurs de vaccin, pratique aussi suranée que coûteuse et dangereuse.

Les frais d'installation d'un institut vaccinogéne dans un de nos ports de guerre seraient bien modiques. Ils se borneraient à la location, ou plutôt la construction d'une écurie pour une génisse seulement, d'un cabinet de travail pour le directeur de l'établissement, quelques chaises, une armoire pour recueillir les instruments et l'outillage, de l'eau et un bec de gaz. En d'autres termes, ce serait une dépense insignifiante.

En revanche, il y aurait une sécurité absolue pour nos marins et ouvriers. Possédant un vaccin pur et irréprochable, il n'y aurait plus aucune crainte de contamination syphilitique ou autres. Le vaccin serait toujours en quantité assez considérable pour l'envoyer dans les cinq ports, à bord des bâtiments, dans les colonies, au fur et à mesure des besoins. Les vaccinations seraient exclusivement faites par les médecins de la marine qui seraient mis au courant de la production, de la conservation du vaccin et des divers procédés pour préparer la lymphe, la pulpe, le vaccin sec, en un mot, la théorie et la pratique de la technique de la vaccine.

« De ce que la vaccine consiste en une simple pi-
» qûre ou scarification légère, on a conclu que ce
» n'était pas la peine d'enseigner une chose aussi
» simple ; on est même allé plus loin : on a chargé les
» sages-femmes de pratiquer les vaccinations, on a
» même voulu en charger les instituteurs. Autant
» d'erreurs. Les graves accidents signalés chaque
» année sont là pour démontrer que la vaccination, très
» délicate comme opération, exige des connaissances
» spéciales et des précautions antiseptiques constantes.

» Enfin, la technique vaccinale s'est modifiée et
» élargie considérablement. Il est probable que
» dans la prochaine législature l'obligation légale de
» la vaccination et de la revaccination sera votée
» comme loi de salubrité, et que cette loi aura pour con-
» séquence de faire pratiquer chaque année un mini-
» mum de deux millions de vaccinations et de revac-
» cinations.

» Or, ce nombre imposant d'opérations mérite que
» les médecins en connaissent à fond la technique et
» que chaque citoyen sache et soit convaincu que
» le vaccin dont on se sert est irréprochable. »

On connaît tous les soins dont s'entoure l'académie pour recueillir et répandre son vaccin humain ; il n'en est pas moins vrai que, l'an dernier, MM. les docteurs Fournier et Richard ont constaté onze cas d'intoxi-cation syphilitique provoquée par le vaccin fourni par l'académie de médecine, aussi, cette haute assemblée a-t-elle décidé à l'unanimité de répudier à tout jamais la vaccine de bras à bras et de ne plus se servir à l'avenir que du vaccin de génisse.

Il est donc désirable que dès maintenant en égard au nombre considérable des vaccinations, aux accidents qui les accompagnent trop souvent, hélas ! on organise dans nos Facultés (et dans nos ports maritimes) des instituts vaccinogènes.

Cette branche de l'enseignement est déjà créée dans les universités allemandes et quatre instituts fonctionnent régulièrement à Halle, Berlin, Kiel et Cassel.

Nous l'avons déjà dit, cet enseignement existe depuis six ans au Val-de-Grâce. Il y a longtemps déjà que le corps de santé militaire a substitué le vaccin de génisses au vaccin humain et depuis l'an dernier cette substitution est consacrée par les règlements.

Le département de la Marine n'a rien fait jusqu'à ce jour pour procurer à ses marins et ouvriers, un vaccin irréprochable, pour l'instruction et l'éducation technique de ses jeunes médecins de la flotte.

Il appartient au ministre actuel, d'avoir l'honneur de doter la marine d'un institut vaccinogène, établissement destiné à produire des résultats aussi heureux, sous le rapport hygiène, qu'instructif pour ses officiers de santé.

Le port de Toulon s'impose comme choix à l'attention du ministre sous les rapports : importance de ses armements et destination des bâtiments.

Je serais heureux d'aider de mes faibles moyens, la création d'un établissement d'une aussi incontestable utilité.

Toulon le 15 avril 1890.

Dr V. COUGIT

IMPRIMERIE DU VAR RÉPUBLICAIN
18, Avenue Colbert, 18

277

Imprimerie du Var Républicain, avenue Colbert, 13. — Toulon.

www.ingramcontent.com/pod-product-compliance
Lightning Source LLC
LaVergne TN
LVHW010103060726
842524LV00006B/2284